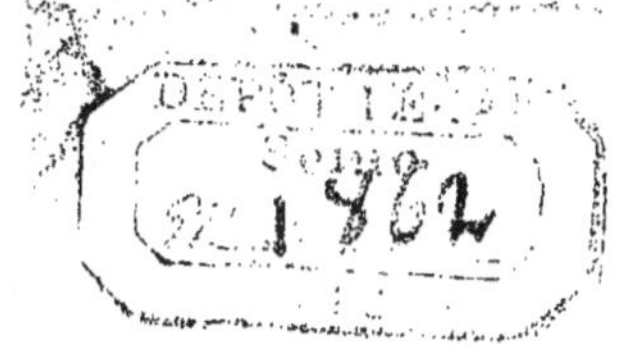

CONVULSIONS

INFANTILES ÉPILEPTIFORMES

TENDANT A DEVENIR ULTÉRIEUREMENT

DE L'ÉPILEPSIE CONFIRMÉE.

CONVULSIONS
INFANTILES ÉPILEPTIFORMES

TENDANT A DEVENIR ULTÉRIEUREMENT
DE L'ÉPILEPSIE CONFIRMÉE,

GUÉRISON DUE A L'ACTION COMBINÉE DE L'HYDROTHÉRAPIE,
DES ANALEPTIQUES ET DES ANTISPASMODIQUES.

EMPLOI AVANTAGEUX DE L'ÉLECTRICITÉ PAR INDUCTION
DANS LE COURS DES CONVULSIONS INCOERCIBLES ;

PAR

M. LE Dr H. BOURGUIGNON,

MÉDECIN EN CHEF DE L'ÉTABLISSEMENT HYDROTHÉRAPIQUE ET DE LA MAISON DE SANTÉ DE BELLEVUE,
LAURÉAT DE L'INSTITUT, MEMBRE DES SOCIÉTÉS MÉDICALES DU DÉPARTEMENT DE LA SEINE,
DE LA SOCIÉTÉ DE BIOLOGIE, DE LA SOCIÉTÉ D'HYDROLOGIE, ETC. , ETC.,
CHEVALIER DE LA LÉGION D'HONNEUR.

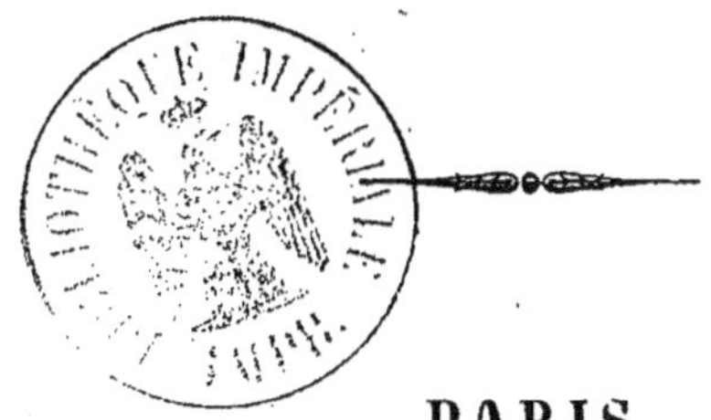

PARIS

TYPOGRAPHIE DE HENRI PLON
IMPRIMEUR DE L'EMPEREUR
RUE GARANCIÈRE, 8.

1862

CONVULSIONS

INFANTILES ÉPILEPTIFORMES

TENDANT A DEVENIR ULTÉRIEUREMENT

DE L'ÉPILEPSIE CONFIRMÉE.

L'épilepsie est toujours parmi les maladies l'une des plus graves que le médecin soit appelé à traiter : ses causes sont généralement inconnues, et son traitement est encore l'objet de nos plus sérieuses recherches.

Les faits bien observés sont, pour ceux qui ont la noble ambition de faire progresser la science médicale, de précieux matériaux à consulter, et pour les praticiens plus spécialement adonnés à la cure des maladies un utile enseignement. J'ai pensé qu'à ce double titre un cas de convulsions infantiles devenues de l'épilepsie confirmée, dont j'ai obtenu la guérison, méritait de fixer l'attention des uns et des autres.

R... est âgé de dix ans ; il n'a point eu de convulsions dans son enfance, et aucun de ses ascendants ne lui a transmis une prédisposition à des troubles nerveux de quelque nature que ce soit. A huit ans, il a ressenti sans cause appréciable une vive douleur dans l'oreille droite. Cette douleur cessa complétement au bout de quelques jours ; mais depuis lors les nuits furent agitées, troublées par des rêves, par des frayeurs. Sa mère remarqua que dès ce moment la tête de son fils se tournait constamment à droite pendant les crises d'agitation produites par les terreurs nocturnes. Lorsque les nuits avaient été fort agitées, il conservait le lendemain de l'oppression et des palpitations. Ce trouble du sommeil garda pendant six mois le même caractère; il ne disparut momentanément qu'à l'occasion d'une dyssenterie qui laissa l'économie sous le coup d'une prédisposition à des accidents nerveux plus sérieux. En effet, à peine rétabli de cette maladie intestinale, R..., à la suite d'un dîner de famille qui fut pour lui une source de vives excitations, eut une indigestion, des vomissements, puis, pendant la nuit, une véritable convulsion. Depuis cette époque, les attaques convulsives nocturnes devinrent de plus en plus fréquentes.

La famille prit alors la résolution d'envoyer l'enfant à Paris, d'autant qu'une opération était jugée indispensable, dans le but de remédier à une irritation préputiale et à un phimosis qui provoquaient de fréquentes érections et entretenaient de funestes habitudes.

Le jour de son arrivée à Paris, le jeune malade eut cinq attaques de convulsions. MM. les docteurs Blache et Maingault furent consultés, et M. le docteur Guersant fit l'opération de la circoncision; puis l'enfant vint à Bellevue pour être soumis à l'hydrothérapie (juillet 1860).

Tels sont les antécédents qu'il importait de faire connaître. J'aborde maintenant les faits qu'il m'a été donné d'observer :

R... a la tête développée, le front haut et large, les yeux grands et d'une expression sympathique. Il est aussi sensible et impressionnable qu'intelligent. Sa taille est celle de son âge, mais il est grêle, peu musclé; les chairs sont molles. Les fonctions des sens sont normales. Rien à noter dans celles de la motilité et de la sensibilité, si ce n'est *une douleur passagère qui se fait quelquefois sentir brusquement dans le flanc droit.* La respiration est régulière, les digestions excellentes, sauf une tendance à la constipation. Le pouls est mou et fréquent, la circulation cardiaque et carotidienne, soufflante, ainsi que cela s'observe dans la chlorose. L'éréthisme des organes génitaux est extrême; l'enfant éprouve des besoins fréquents d'uriner, des érections nocturnes, et il ne peut en société rester longtemps auprès des jeunes filles sans être vivement excité.

Voici maintenant les faits principaux qui ont été notés depuis le 6 septembre 1860, jusqu'au jour de la sortie du malade de l'établissement :

Le traitement est purement hydrique : le malade prend soir et matin une douche en jet et en pluie.

Les 16 et 28 septembre, crise pendant la nuit, produite par des frayeurs.

Le 6 octobre, attaque convulsive à six heures du matin, suivie d'un spasme de la glotte.

Le 4 novembre, deux attaques légères pendant la nuit.

Le 20 décembre, nuit agitée, facies injecté, tête lourde. — Purgation.

Les 21, 22, 23 et 24, grandes frayeurs nocturnes.

Le 25, on m'appelle à six heures du matin auprès de l'enfant. Il se plaint d'une très-vive douleur abdominale, vers la région iléo-cœcale. La compression est intolérable en ce point. Le pouls est à 120, la peau chaude et fébrile. — Cataplasmes et lavement laudanisés.

A dix heures du matin, l'acuité de la douleur augmentant et les cataplasmes ne pouvant être supportés, dix sangsues sont appliquées *loco dolente*.

A cinq heures du soir, soulagement complet; le ventre peut être malaxé sans que cette manœuvre provoque le réveil de la souffrance. — Bouillon.

A huit heures, sommeil.

A neuf heures, cris causés par une frayeur imaginaire, réveil, convulsions.

Au début de l'attaque, les globes oculaires se portent en haut et à droite; la tête se tourne dans le même sens; les muscles de la face, de la langue, et ceux des membres supérieurs et inférieurs, sont agités de contractions convulsives toniques; les doigts sont fortement fléchis, et les pouces dans une adduction exagérée. D'autre part, la respiration est entravée tant par l'immobilité des parois thoraciques que par le spasme laryngien. Les contractures musculaires mettent obstacle à la circulation artérielle; les veines se gorgent de sang et injectent le tissu cutané; la face est vultueuse, et une salive spumeuse s'épanche du bord interne des lèvres. La perte de connaissance est d'ailleurs complète pendant les deux ou trois minutes que dure l'attaque.

Insensiblement toute l'agitation musculaire se calme; une longue et profonde inspiration rétablit l'hématose; le regard, où se peint la stupeur, se fixe sur moi; l'enfant jette un cri, appelle sa mère et répand des pleurs abondants, que des caresses et des encouragements ont peine à tarir. Le petit malade retrouve bientôt un calme parfait; il sourit à sa mère, la rassure, puis, cédant à la fatigue, il ferme les yeux et s'endort.

Je me disposais à réveiller l'enfant, sachant par expérience que dans le jeune âge une nouvelle attaque est souvent à redouter dans le premier sommeil, lorsque, à neuf heures et demie, une seconde crise éclata avant que mon intention eût été réalisée.

Cette attaque fut plus violente et de plus longue durée que la première, et elle présenta bien tous les caractères classiques de l'épilepsie : perte de la connaissance, insensibilité, mordillement de la langue, écume à la bouche, flexion du pouce dans la main.

Après cette seconde convulsion, les yeux et la face restèrent injectés et le front brûlant ; je craignis qu'elle ne fût pas la dernière. Je fis appliquer des compresses imbibées d'eau froide sur la tête, autant pour combattre l'afflux du sang vers le cerveau que la tendance au sommeil. Un bain de pieds fut ordonné, et je fis prendre dans un peu d'eau sucrée deux gouttes d'une solution contenant 5 centigrammes de valérianate d'atropine pour 30 grammes d'eau distillée ; c'est-à-dire 1 milligramme de ce valérianate, et l'on prépara près du lit une baignoire remplie d'eau froide.

Il était dix heures ; je ne quittai pas le chevet du lit. Je fis causer le petit malade afin de le tenir éveillé ; mais toutes ces précautions furent inutiles. A dix heures dix minutes, une troisième attaque se déclara. Pendant qu'elle durait je fis prendre l'enfant par les pieds et les bras, et on le plongea dans la baignoire : la crise parut moins forte et moins longue. Il fut immédiatement replacé sur son lit, essuyé, frictionné dans la laine, puis habillé. Il se réchauffa très-facilement. Je le fis marcher, dans le but de rompre la prédisposition à de nouvelles attaques. La promenade dans un long corridor fut difficile et très-fatigante. Lorsqu'on l'eut ramené dans sa chambre, je lui fis prendre dans de l'eau sucrée quatre gouttes de la solution au valérianate d'atropine, quatre gouttes d'éther et autant de laudanum, et j'attendis. Il était onze heures ; je croyais avoir conjuré de nouvelles crises ; mais bientôt le pouls devint plus fréquent, la respiration plus précipitée, et une quatrième attaque se déclara. On enleva en toute hâte une partie des vêtements, et l'enfant fut de nouveau plongé dans la baignoire pendant trois minutes, la crise en ayant duré cinq.

Cette fois, à l'attaque succéda de la stupeur et du coma, dont il nous fut impossible de triompher. Je fis apporter du chloroforme afin d'en faire respirer à la moindre manifestation d'une nouvelle convulsion, qui malheureusement ne se fit pas longtemps attendre. A onze heures vingt minutes, les muscles de la face furent pris de contractions multipliées ; les globes oculaires se convulsèrent, et pour la cinquième fois en deux heures, la crise devint générale. Je fis respirer le chloroforme : l'action de cet hyposthénisant fut nulle, ce dont je me rendis facilement compte, la respiration étant à ce moment annihilée. Après la crise, la langue resta serrée entre les mâchoires, et la prostration fut si complète que les membres soulevés retombaient comme une masse inerte. Pendant que je m'efforçais de rassurer la mère, une sixième attaque se déclara, et à partir de ce moment les crises se succédèrent toutes les quinze ou vingt minutes.

A deux heures du matin, l'enfant avait la face cyanosée, les globes oculaires fortement injectés, la respiration stertoreuse et les extrémités froides.

Le trouble qui tendait à s'établir dans la circulation m'inquiétait plus que tout le reste ; dans le but d'y remédier, je fis frictionner tout le corps, et principalement les extrémités déjà froides, à l'aide de tampons de laine imbibés d'eau-de-vie camphrée. Ces frictions furent un moment interrompues au bout de dix minutes par une attaque ; quand elle eut cessé, elles furent reprises, puis interrompues encore une fois par une crise nouvelle. Voyant que cette énergique révulsion ne répondait pas à mon attente, je fis apporter une machine électrique ; j'en portai le courant d'induction au summum de sa puissance, et j'attendis, les électrodes en main, les signes avant-coureurs d'une convulsion. Dès qu'ils apparurent, un des électrodes fut appliqué sur le nerf sciatique poplité externe à son passage sur le col du péroné, l'autre sur le dos du pied. La violence du courant arracha un cri perçant au petit malade, fit pénétrer l'air dans les poumons, rompit le spasme laryngien, et diminua la violence et la durée de la crise, justifiant ainsi la théorie de Marshall-Hall sur le trachélisme. Ce résultat me parut encourageant. Dès qu'une nouvelle convulsion sembla vouloir se produire, les électrodes furent appliqués sur la jambe droite. A peine le courant fut-il établi qu'un cri énergique rompit de nouveau l'occlusion de la glotte, et fit presque avorter la crise. La convulsion qui succéda se fit plus longtemps attendre, et j'eus la satisfaction d'en abréger également la durée. Il en fut de même de toutes celles qui apparurent ultérieurement, car je me tins prêt à les conjurer au fur et à mesure de leur apparition. Celle qui survint à trois heures du matin fut enfin la dernière.

En résumé, R... avait eu de neuf heures du soir à trois heures du matin, soit pendant six heures, de 25 à 30 convulsions. J'ai vu de nombreux épileptiques pendant un séjour de deux ans à Bicêtre, et jamais aucun de ceux qui ont eu des attaques répétées sous mes yeux n'a été plus sérieusement menacé de perdre la vie.

Pendant les jours qui suivirent le 25 décembre, l'enfant resta dans une profonde prostration ; les globes oculaires étaient infiltrés de sang, la face était ecchymosée, et l'épuisement tellement grand que la difficulté de se mouvoir simulait une paralysie complète. Un sommeil calme et réparateur, que cette fois je me gardai bien d'interrompre, mit fin à cette sorte de léthargie, et l'enfant put enfin exprimer ses idées et se mouvoir. Au bout d'une semaine, il ne conservait de cette terrible épreuve qu'un peu d'abattement et de tristesse ; puis il reprit bientôt sa gaieté et son entrain habituels.

Pendant ce temps, je dus réfléchir au parti qu'il fallait prendre, et soumettre à une scrupuleuse analyse les effets du traitement hydrique suivi jusqu'à ce jour. Il résulta de cet examen que ce traitement, impuissant à prévenir les convulsions , avait cependant apporté dans l'organisme du malade et dans la fréquence des crises de notables modifications : en effet, du 1er septembre au 25 décembre, je n'en ai noté que six ; c'était une amélioration relative. J'en conclus qu'il fallait persister d'autant que l'action des agents pharmaceutiques, combinée pour l'avenir avec l'hydrothérapie , pouvait , selon toute apparence, me prêter un utile concours.

Dans cet ordre d'idées, je fis des principales fonctions une nouvelle étude. Les bruits de souffle cardiaque et carotidien , la mollesse du pouls, m'indiquèrent que le système nerveux recevait toujours du sang des éléments de nutrition et d'innervation insuffisants. La facile excitabilité du sujet , son impressionnabilité morale , me parurent devoir être également prises en sérieuse considération ; enfin l'hygiène, en tant que régime alimentaire, travail intellectuel, jeux, rapports de société, fixèrent aussi mon attention.

Subordonnant le traitement et le régime diététique à ces indications , je substituai la piscine à la douche en jet ; je fis occuper un appartement en dehors de l'établissement ; les heures et la composition des repas furent changées , de manière qu'il ne fut pris le soir qu'une légère collation. Du lactate de fer fut ajouté aux aliments. Le séjour au salon fut interdit. La gymnastique fut ajoutée aux promenades méthodiquement réglées ; enfin le valérianate de zinc et quelques gouttes d'un mélange de teinture de belladone, d'aconit et de digitale complétèrent l'ensemble des réformes apportées à la médication et à l'hygiène suivies jusque-là.

Les bains de piscine furent pris régulièrement deux fois par jour pendant tout le mois de janvier, malgré un abaissement de la température qui atteignit passagèrement 18 degrés au-dessous de zéro. L'eau du réservoir, descendue exceptionnellement ce jour-là de 9 degrés, sa température ordinaire, à 3 degrés au-dessus de zéro, produisit une réaction vive et très-salutaire.

Le sommeil, plus ou moins agité par des rêves jusqu'à la crise fatale du 25 décembre, devint calme et profond ; l'enfant se retrouvait le matin dans le décubitus adopté la veille ; il devint moins pétulant, moins irascible , moins impressionnable. La gymnastique, l'alimentation, développaient sa musculation, malgré une croissance considérable dont tout le monde était étonné.

Le mois de janvier se passa sans convulsions. Les douches en jet et en pluie remplacèrent alors la piscine.

Les mois de février, de mars et d'avril furent non moins satisfaisants : au fur et à mesure que le corps prenait du développement et de la vigueur, le système nerveux perdait de son excitabilité ; l'enfant, grêle, pâle, irritable, hystérique, était devenu un gros garçon, robuste contre les émotions et les intempéries.

Quatre mois passés sans convulsions épileptiques me semblèrent la garantie d'une guérison sinon définitive, du moins en bonne voie de consolidation, et je cédai aux désirs de la mère, qui désirait placer son enfant dans un collége près de Bellevue.

Aujourd'hui, novembre 1861, c'est-à-dire onze mois depuis la nuit qui me donna de si poignantes inquiétudes, R... jouit d'une excellente santé ; aucune attaque d'épilepsie n'est survenue, et tout porte à croire que la guérison se maintiendra.

Cette observation, publiée sans commentaires, serait déjà, je crois, de quelque intérêt pour le praticien ; je vais cependant exposer les réflexions qu'elle m'a suggérées, et les conclusions qu'on en peut déduire.

Plusieurs questions doivent de préférence fixer mon attention. Je devrai rechercher si la convulsion dont R... a été affecté était hystérique, éclamptique, ou réellement épileptiforme ; l'épilepsie étant généralement incurable, je devrai, la nature de la maladie étant déterminée, remonter à sa cause probable, passer en revue les divers agents auxquels j'ai eu recours dans le but de conjurer les crises, et faire à l'hydrothérapie la part qui lui revient dans le résultat obtenu. Je devrai enfin m'expliquer sur la valeur que je donne à cette cure inespérée, afin qu'on ne m'attribue pas la prétention de guérir dans tous les cas l'épilepsie. Je n'aborderai que succinctement ces différentes questions, ne voulant pas donner à cette observation l'importance d'un mémoire.

R..., je l'ai dit plus haut, n'a reçu de ses ascendants d'autre prédisposition aux convulsions qu'une constitution nerveuse et lymphatique ; il est de ceux qu'une imagination ardente et un précoce éréthisme génital condamnent souvent à l'hystérisme. Elevé dans une famille où il n'a eu que de bons exemples sous les yeux, il s'adonne instinctivement au plaisir solitaire ; ses nuits sont troublées par des rêves, par des frayeurs qui l'agitent et le fatiguent; enfin, à huit ans seulement, et après une réunion et un repas de famille qui l'ont vivement surexcité, une indigestion apporte à son sommeil une perturbation plus générale; il vomit, et le vomissement est suivi d'une convulsion; convulsion sans doute infantile, éclamptique, hystériforme au début, car l'enfant ne perd pas complétement connaissance, et quand elle se termine, il verse des larmes abondantes.

Jusque-là les frayeurs nocturnes avaient été insuffisantes pour produire la convulsion; mais maintenant que l'indigestion l'a fait naître, elles pourront en devenir seules la cause occasionnelle; aussi les crises nerveuses deviennent-elles bientôt de plus en plus fréquentes. La famille s'en préoccupe avec juste raison; l'enfant est amené à Paris, et confié aux soins de MM. Blache, Guersant et Maingault. Ces habiles confrères, faisant tout de suite la part de l'orgasme génital dans l'étiologie de l'affection nerveuse, suppriment par l'opération de la circoncision un phimosis qui pouvait l'entretenir, et pensant que l'hydrothérapie est la médication la plus efficace qu'on puisse opposer à l'ensemble des troubles dont souffre la santé de R..., ils l'adressent à l'établissement de Bellevue. L'enfant y est soumis pendant quatre mois à l'action de l'eau froide, et l'on constate bientôt une diminution dans le nombre des crises.

Cependant, une douleur fixée dans le flanc droit, douleur déjà ressentie à Tanger, attire de temps à autre l'attention du petit malade; et comme la présence des vers pourrait en donner l'explication, des purgatifs spéciaux sont plusieurs fois ordonnés dans l'intention de les expulser, mais sans résultat qui réponde à cette hypothèse.

Enfin le 25 décembre, sans autre cause appréciable que plusieurs nuits fort agitées, cette douleur semble vouloir prendre le caractère d'une vive inflammation. Quelques sangsues la font disparaître; mais le soir même, des convulsions qui, à n'en pouvoir douter, ont bien cette fois tous les signes pathognomoniques de l'épilepsie, se déclarent et font courir au malade le plus grave danger.

Spectateur de ces convulsions comitiales, j'use de tous les moyens imaginables dans le but de les conjurer : antispasmodiques, narcotiques, immersions prolongées dans l'eau froide comme agent hyposthénisant, chloroforme, etc., tout échoue ; rien ne peut maîtriser les crises. Alors l'idée me vient d'opposer à ce désordre du fluide nerveux l'action dérivative et perturbatrice d'un fluide impondérable similaire, de l'électricité, dont un courant d'une puissante énergie cause au malade une intolérable douleur, provoque la contraction instantanée des dilatateurs de la glotte, rompt le spasme laryngien et fait avorter les convulsions.

J'appelle en passant l'attention sur le service inespéré que j'ai trouvé en cette occurrence dans l'électricité. Je ne sais si elle offrira les mêmes ressources à d'autres praticiens ; mais je me plais à espérer que le courant électrique dirigé sur les nerfs laryngés inférieurs pourra dans quelques cas répondre aux intentions de Marshall-Hall, quand il conseillait d'ouvrir la trachée dans le but de s'opposer à l'occlusion spasmodique de la glotte et de faire avorter ainsi les convulsions.

L'enfant, revenu de son agonie et ramené à une santé relativement bonne, a été soumis à une thérapeutique et à une hygiène générale qui, combinées avec l'action reconstituante de l'hydrothérapie, ont enfin modifié l'état physiologique du sang, de l'innervation, et transformé à ce point l'ensemble de la constitution, que j'ai fait prédominer, chez cet enfant jusque-là grêle, lymphatique, nerveux, hystérique, tous les attributs du tempérament sanguin et musculeux.

R... n'a point dû le développement pondéré de tous ses organes et sa guérison exclusivement à telle ou telle médication, à tel ou tel régime. L'hydrothérapie aurait sans doute pu produire seule ces heureuses modifications ; mais elle aurait exigé plus de temps qu'on n'est généralement disposé à lui en accorder. Atteint au début des convulsions de l'enfance, de celles qui surviennent exclusivement pendant la nuit, à l'occasion des désordres que l'imagination déréglée imprime aux fonctions organiques pendant les rêves, il ne peut être considéré comme ayant été affecté de l'épilepsie commune dont nous cherchons vainement jusqu'à ce jour le remède. Non, ses convulsions réellement épileptiques dans la nuit du 25 décembre ne l'ont été qu'accidentellement par le fait de la succession des attaques ; elles n'ont pas été la conséquence d'une épilepsie réelle en tant qu'entité morbide définitivement constituée et condamnant fatalement le sujet à des récidives.

On cherche vainement dans le cas qui nous occupe une *aura* parfaitement distincte ; à la rigueur la violente douleur dans la région iléo-cœcale pourrait en tenir lieu ; mais plusieurs fois les convulsions s'étaient produites sans que le système nerveux eût eu un pareil point de départ de surexcitation réflexe. Nous devons accepter les convulsions de R... comme l'exagération de celles qui s'observent communément dans l'enfance et le plus souvent pendant la nuit, convulsions dont le pronostic devient quelquefois sérieux, quand leur apparition se prolonge au delà de huit à dix ans, et quand surtout elles tendent à se montrer pendant le jour, à l'occasion d'une trop vive excitation du système nerveux.

Réduite à ces proportions, l'affection de R... avait encore de la gravité et me paraît digne de fixer l'attention de mes confrères. Les convulsions nocturnes, quand elles se répètent chez des enfants prêts à entrer dans l'adolescence, sont pour nous et pour les familles, attendu qu'elles conduisent souvent à l'épilepsie confirmée, un sujet de légitimes préoccupations ; et si l'on pouvait toujours, ainsi que cela a eu lieu si heureusement chez R..., en triompher par une thérapeutique générale propre à modifier l'ensemble de l'économie, on rendrait à un certain nombre de petits malades un service d'une réelle importance.

Les cas d'épilepsie guérie ne sont pas absolument rares, les journaux de médecine en publient de temps en temps des observations, et je pourrais dès aujourd'hui en augmenter le nombre, car un malade frappé d'attaques depuis longues années, après avoir suivi à Bellevue le traitement hydrique, paraît maintenant à l'abri de nouvelles crises. Mais je ne fixe ici mon attention que sur les convulsions infantiles datant de plusieurs années, qui menacent de prendre le caractère de mal caduc, et dont l'hydrothérapie peut triompher.

Je traite en ce moment un autre enfant âgé de dix ans, affecté comme R... de convulsions nocturnes, avec perte de connaissance, écume à la bouche, qui simulent de très-près la véritable épilepsie. Cet enfant à son arrivée a été également opéré d'un phimosis. Il n'a point eu d'attaques depuis un mois, et j'augure bien des modifications que l'hydrothérapie et les agents pharmaceutiques appropriés impriment déjà à sa constitution.

On m'objectera probablement qu'une guérison remontant à onze mois seulement, quand il s'agit de l'épilepsie, peut faire question ; que des malades regardés comme guéris pendant des années, placés dans des conditions propres à faire renaître les causes qui avaient provoqué les attaques, sont tombés de nouveau en convulsion. Mais ce serait donner à ma pensée un sens trop absolu de supposer que je crois R... à tout jamais à l'abri de nouvelles crises.

Je considère sa guérison comme définitive et radicale, si l'on sait maintenir l'organisme dans le nouvel état physiologique que j'ai créé. Elle ne sera certainement que temporaire si, un ensemble de causes y aidant, l'enfant reprend les attributs de sa constitution première.

De l'exposition des faits qui précèdent je conclus :

1° Que les convulsions nocturnes de l'enfance, quand elles ont pour cause prédisposante une surexcitation du système nerveux se rattachant au lymphatisme, à la chlorose, à l'éréthisme génital, peuvent guérir sous l'influence d'un traitement ayant pour base l'hydrothérapie, les analeptiques, les antispasmodiques et une hygiène bien réglée ;

2° Que le courant électrique, appliqué sur une des extrémités inférieures, peut, en déterminant une violente révulsion, s'opposer à l'occlusion spasmodique de la glotte et interrompre le cours des convulsions incoercibles qui pourraient exposer certains épileptiques à un danger de mort.

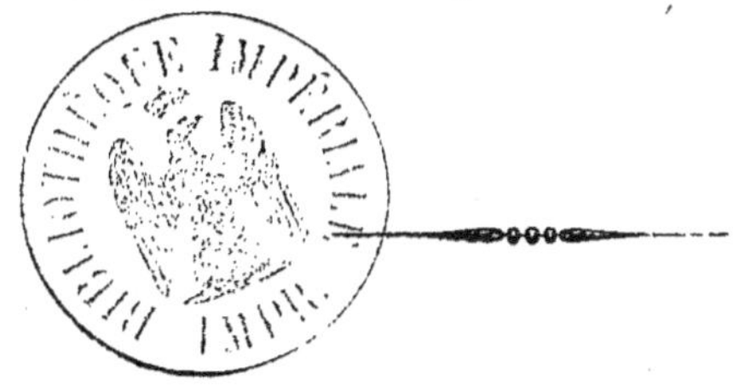